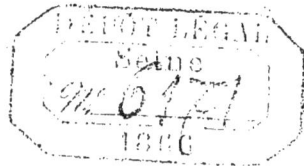

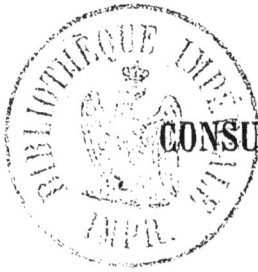

CONSULTATION MÉDICALE

SUR

LE CHOLÉRA

Paris. — Typographie HENNUYER ET FILS, rue du Boulevard, 7.

CONSULTATION MÉDICALE

SUR

LE CHOLÉRA

PAR

LE Dr ÉDOUARD FOURNIÉ

PARIS

ADRIEN DELAHAYE, LIBRAIRE-ÉDITEUR

PLACE DE L'ÉCOLE-DE-MÉDECINE, 23

1866

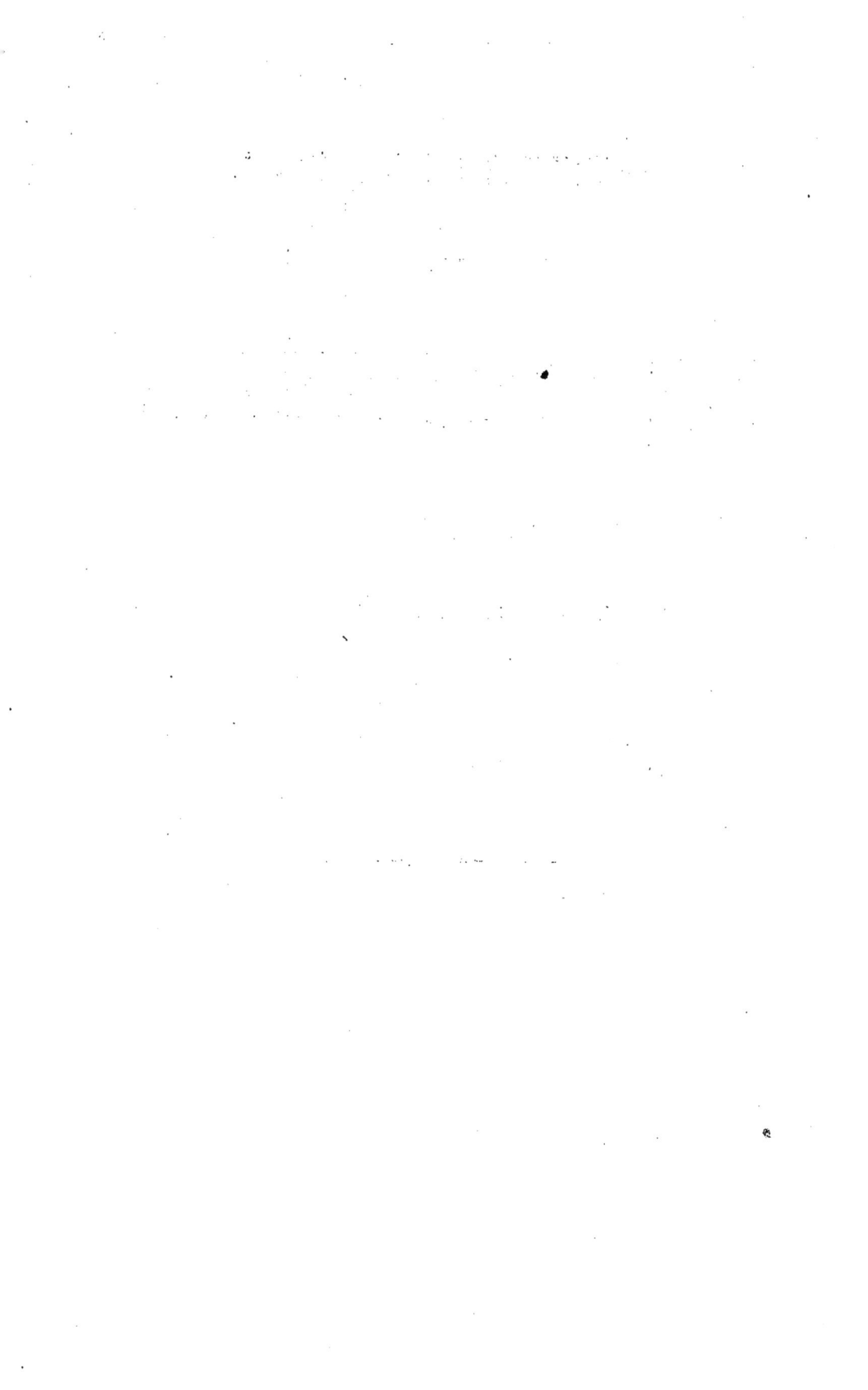

A M. LE COMTE DE BELVÈZE

AU CHATEAU DE BELVÈZE (AUDE).

MONSIEUR,

Dans votre dernière lettre, vous me demandez quelques notions sur la nature et le traitement du choléra. Votre qualité de châtelain, dites-vous, vous permet d'être utile par vos conseils à ceux qui vous entourent, et naturellement vous désirez que ces conseils aient reçu la sanction d'une tête diplômée.

Je vous connais trop pour m'étonner de cette préoccupation généreuse, et non-seulement j'y applaudis, mais je désire m'y associer par moitié en vous donnant tout ce que je possède sur ce sujet. Je vous avertis : c'est une consultation en règle et bourrée de termes techniques ; j'ai eu même l'audace d'effleurer les grands principes et de toucher quelque peu aux questions doctrinales. Mais je crois que cela ne vous déplaira pas ; je n'en veux d'autres preuves que nos longues causeries médico-philosophiques chez le *vicinus*. Plaise à Dieu que ce souvenir adroitement réveillé vous rende indulgent pour ma prose et me vaille une approbation à laquelle, vous le savez, je tiens par-dessus tout.

Veuillez agréer, Monsieur, l'expression de mes sentiments respectueux et dévoués.

Dʳ EDOUARD FOURNIÉ.

Paris, le 28 juillet 1866.

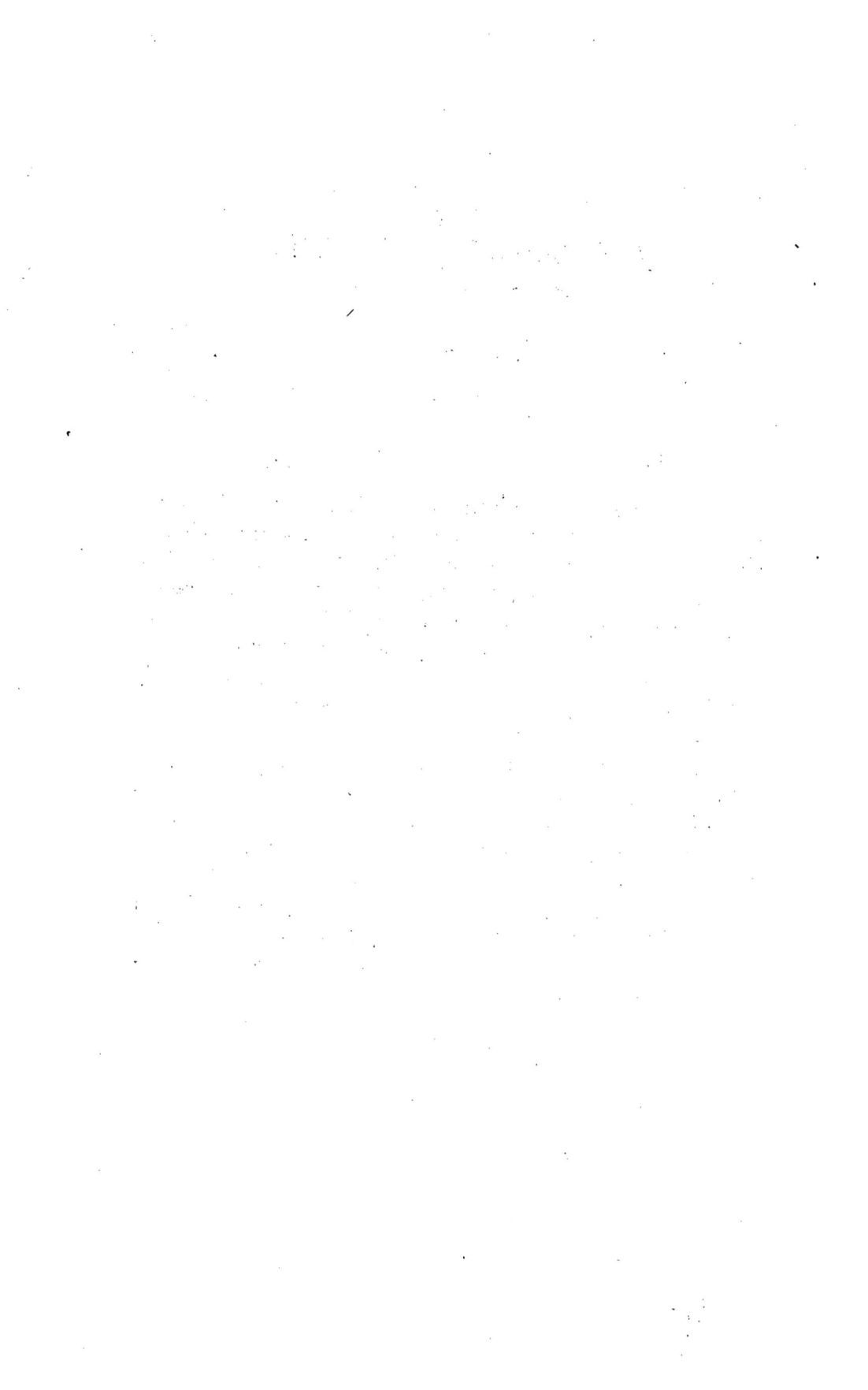

I. — QU'EST-CE QUE LE CHOLÉRA?

Si vous exigez que je réponde à cette question par une définition classique qui s'applique *uni et toti definito*, vous m'obligez à faire un acte d'humilité, car cette définition n'est pas possible. Nous connaissons les effets que produit le miasme cholérique, mais ce miasme lui-même échappe à nos moyens d'investigation.

Consolez-vous cependant. La connaissance des causes morbides n'est pas si importante qu'on pourrait le croire. Nous ne sommes plus au temps où l'on supposait que toute maladie est un être saisissable, un ennemi introduit dans le corps par une puissance occulte et qu'il fallait absolument connaître, de fait ou de nom, pour le combattre avec des armes convenables, avec des spécifiques.

Cette manière de considérer les maladies avait conduit les générations médicales à un empirisme prétentieux contre lequel s'élève de toutes ses forces la médecine moderne.

Le mot *maladie* signifie un dérangement ou une transformation de l'état physiologique, et, par suite, l'art de guérir consiste à ramener par des moyens appropriés l'état physiologique dérangé ou transformé à son type normal.

Le médecin n'agit jamais directement sur la cause du mal ; il provoque ou favorise des mouvements favorables au rétablissement de l'ordre normal ; mais c'est le corps malade qui exécute ces mouvements et qui se guérit lui-même.

D'après ces simples considérations, vous pouvez entrevoir déjà que si la connaissance des causes morbides est parfois utile, elle n'est pas indispensable. Ce n'est pas malheureux, car ces causes sont en général très-difficiles à saisir, et je pourrais vous citer bon nombre de maladies dont on a longtemps méconnu la cause et que l'on guérissait cependant tout aussi bien que si on l'eût connue.

Ainsi donc, que le choléra soit engendré par un miasme spécial ou qu'il soit le résultat d'une modification météorologique passagère, peu importe. Nous savons que cette cause inconnue produit dans l'état physiologique des troubles dont l'ensemble porte le nom de *choléra ;* ce sont ces troubles qu'il faut étudier, connaître, et, positivement, la thérapeutique nous fournira des moyens efficaces pour les combattre.

Les causes morbides de nature animale, végétale ou inorganique, les virus, les venins, les miasmes, ne sont pas mortels par eux-mêmes, mais par les désordres qu'ils introduisent dans nos fonctions. Le miasme de la fièvre jaune détermine des altérations

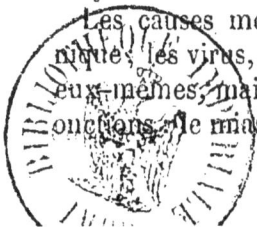

mortelles, principalement dans le foie ; le miasme paludéen agit mortellement sur la rate et sur les centres nerveux ; tous les poisons, en un mot, déterminent des altérations d'organe spéciales à chacun d'eux. Il est permis de considérer ces points d'élection, parfaitement déterminés pour chaque poison, comme le siége de l'organisme vers lequel convergent tous les efforts de la vie pour éliminer une cause morbide. D'ailleurs, qu'il y ait effort *intelligent* d'élimination ou non, je tiens à constater ce fait, que, du moment où le poison est toléré par la vie, il ne devient dangereux que par les désordres qu'il occasionne dans les organes où il se manifeste. Le danger est d'autant plus grand que l'organe est plus nécessaire à l'entretien de la vie : l'empoisonnement par les miasmes paludéens né devient dangereux que par l'affection de la rate ou des centres nerveux ; l'empoisonnement par le pus devient mortel par le développement des abcès dans le poumon, le foie, etc.

L'empoisonnement cholérique est de tout point assimilable à tous les autres empoisonnements. Nous n'avons pas à nous préoccuper du miasme cholérique, mais des désordres qu'il engendre dans le corps. Ce sont ces désordres qui doivent fixer notre attention ; c'est leur physionomie, leur enchaînement qu'il faut connaître ; ce sont eux enfin qu'il faut combattre, car ils constituent réellement l'élément dangereux de l'empoisonnement.

Pour vous permettre de suivre l'enchaînement logique des idées qui doit nous conduire à un traitement rationnel, je vais esquisser à grands traits le tableau des phénomènes morbides qui constituent le choléra.

II. — SYMPTOMES.

Il est rare que le choléra débute avec tous les phénomènes qui le caractérisent d'une manière formelle. Analogue en cela à la plupart des maladies qui, souvent, présentent à leur début une même expression phénoménale, il peut se déclarer par un malaise général accompagné d'anorexie, de digestions longues et pénibles ; parfois, le soir ou pendant la nuit, il y a des nausées ; enfin le plus souvent on constate une diarrhée plus ou moins abondante. Ces signes, je vous le répète, n'ont rien de caractéristique ; mais lorsqu'ils surviennent en temps d'épidémie, ils acquièrent une grande valeur, et mieux vaut alors les mettre sur le compte de l'influence épidémique que de s'endormir dans une sécurité trompeuse.

Si ces premiers symptômes ne sont pas arrêtés par une médication convenable, les troubles gastro-intestinaux ne tardent pas
à s'aggraver ; la diarrhée, avec ou sans coliques, devient très-
intense (dix, vingt, trente évacuations en quelques heures). Peu
à peu, les déjections revêtent certains caractères qui les font res-
sembler à du riz cuit, écrasé dans de l'eau ; le plus souvent, elles
sont inodores. En même temps surviennent des vomissements de
matières glaireuses, renfermant très-rarement de la bile.

Lorsque ces derniers phénomènes ont éclaté, la scène morbide
change presque subitement, et l'on voit apparaître des symptômes
dont la gravité n'est plus douteuse. Des crampes se développent
dans la plante des pieds, dans les mollets et parfois dans toutes
les parties du corps ; le pouls devient petit, filiforme ; la physionomie s'altère, les yeux sont caves, les lèvres violettes ; la voix
s'affaiblit ; la peau se refroidit d'abord vers les extrémités et puis
dans toutes les parties du corps. En même temps la salive, les
urines, toutes les sécrétions, en un mot, sont supprimées au profit
du flux gastro-intestinal, qui continue d'expulser les liquides né-
cessaires à la circulation de toutes nos humeurs.

C'est en ce moment que, d'habitude, la grande question de la
vie ou de la mort va se décider. Si le malade doit succomber, un
assoupissement plus ou moins profond s'empare de lui ; la respi-
ration devient fréquente, courte, anxieuse ; le pouls devient de
plus en plus faible ; la voix est presque toujours abolie ; l'haleine
est froide ; enfin l'asphyxie arrive pendant l'assoupissement le
plus complet.

Si, au contraire, le malade doit revenir à la vie, à la santé, il y
arrive par deux voies différentes : ou bien par la disparition suc-
cessive des symptômes que je viens d'énumérer, ou bien en pas-
sant à travers les épreuves d'une fièvre plus ou moins grave, si
grave parfois, qu'elle transforme l'espoir d'une terminaison heu-
reuse en une déception cruelle.

Tels sont les phénomènes principaux qui constituent le choléra.
Leur mode d'apparition et de succession varie très-peu ; ce sont
toujours les troubles gastro-intestinaux qui ouvrent la scène ; et
puis, comme conséquence de ces derniers, apparaissent les troubles de la circulation, de l'innervation et de la nutrition. Quant à
leur durée, elle peut varier, pour les phénomènes gastro-intestinaux, entre quelques heures et plusieurs jours. La période algide
et asphyxique est moins sujette à variations ; dès qu'elle est bien
constatée, elle se résout en général vers la guérison ou vers la
mort dans l'espace de 1 heure à 48 heures. Les cas dits *fou-
droyants* sont caractérisés par la succession très-rapide (3 à

6 heures) des phénomènes qui constituent le choléra. Si vous avez suivi attentivement ma description, vous connaissez aussi bien que moi les troubles fonctionnels qui succèdent à l'introduction du miasme cholérique dans le corps, et vous voilà prêt à employer les moyens efficaces pour les combattre.

III. — TRAITEMENT.

Dans tous les empoisonnements, la thérapeutique ne s'adresse jamais au poison lui-même dans le but de le neutraliser par des agents chimiques (sauf dans le cas où le poison est *connu* et peut être *directement* atteint dans l'estomac ou ailleurs). La thérapeutique s'adresse au symptôme, à la manifestation, aux désordres enfin que le poison détermine dans certains organes : la quinine est employée dans le but de diminuer le volume de la rate ; le mercure est destiné à combattre les manifestations syphilitiques, etc. Si vous pouviez douter de ce que j'avance, je vous dirais : Il est si vrai que ces médicaments n'agissent pas sur le poison que, sous leur influence, les manifestations disparaissent, mais, le plus souvent, pour reparaître plus tard ; donc le poison n'a pas été détruit. On peut prévenir un accès de fièvre en diminuant le volume de la rate au moyen de la quinine ; mais il n'est pas toujours possible d'empêcher la rate de redevenir grosse et de déterminer un nouvel accès.

Dans toutes ces circonstances, nous agissons sur des désordres organiques qui peuvent compromettre la vie ; mais le poison lui-même nous échappe.

Vous devez voir déjà, d'après ces principes, que je ne suis pas du tout disposé à vous indiquer un spécifique unique destiné à combattre le choléra (synonyme de poison). Non, le choléra est parfaitement analogue à tous les autres empoisonnements ; il ne devient redoutable que par les troubles fonctionnels qui surgissent dans le corps sous son influence. Ce sont ces troubles qui tuent les malades ; ce sont eux qu'il faut combattre par des moyens appropriés.

Ces moyens doivent nécessairement varier. Nous ne pouvons pas, en effet, nous conduire au début comme à la fin de la maladie, les troubles n'étant pas les mêmes. L'ensemble de ces moyens, leur application intelligente constituent, non pas un remède contre le choléra, mais une méthode de traitement que vous appellerez rationnelle, si vous jugez avec moi qu'elle repose sur la physiologie normale et pathologique.

1° Lorsque le malade éprouve les phénomènes du début : malaise général, anorexie, vous lui conseillerez de diminuer la quantité de ses aliments, de supprimer les fruits et de prendre une infusion tonique chaude après ses repas (infusion de camomille).

2° Si, à ce malaise, il se joint de la céphalalgie, quelques nausées, n'hésitez pas à recommander un vomitif (2 grammes d'ipéca) et la diète pendant vingt-quatre heures.

3° Si la céphalalgie est accompagnée de constipation, on doit prendre un purgatif salin (sulfate ou citrate de magnésie, de 30 à 50 grammes) et observer une demi-diète pendant vingt-quatre heures. Si l'effet de la purgation se prolonge au delà de ce temps, faites prendre, le soir avant de se coucher, un petit lavement laudanisé (6 à 8 gouttes de laudanum).

4° S'il existe de la diarrhée, vous supprimerez les fruits et les légumes crus; le potage gras et les viandes rôties de préférence seront votre seule nourriture. Après chaque repas, vous prendrez du café ou une infusion de camomille légèrement alcoolisée (une cuillerée à café d'alcool ou d'une liqueur alcoolique). Si, malgré ces précautions, la diarrhée persiste, vous prendrez, le soir en vous couchant ou le jour entre les deux repas, une tasse d'infusion de camomille alcoolisée, dans laquelle vous verserez 5 à 6 gouttes de laudanum de Sydenham. Vous pourrez prendre le laudanum en lavement, à la dose de 10 à 12 gouttes.

5° Si les évacuations alvines sont très-abondantes et accompagnées de vomissements, vous ferez coucher le malade et vous lui ordonnerez un grand lavement *très-chaud*, composé avec une forte décoction de camomille. Lorsque, après quelques instants, il aura rendu ce premier lavement, qui n'est presque jamais gardé, il en prendra un second avec la même infusion, mais en moindre quantité (un quart de lavement), dans lequel on versera 10 à 15 gouttes de laudanum. Pour les enfants de un à trois ans, vous ne mettrez pas plus de 2 à 3 gouttes, et vous augmenterez proportionnellement, selon l'âge. En même temps, vous ferez préparer une potion renfermant 2 grammes d'ammoniaque et 10 gouttes de laudanum pour 150 grammes d'eau gommée, et le malade en prendra une cuillerée à soupe toutes les demi-heures.

6° Nous arrivons à la période ultime : le malade a des crampes ; il est sensiblement refroidi, cyanosé, les urines sont supprimées, etc., etc.

En présence de symptômes aussi graves, gardez-vous par-dessus tout de toute médication empirique. Le temps presse ; il faut que chaque détermination raisonnée soit suivie d'un effet utile. Or, d'où viennent ces symptômes ? ils sont dus au mouvement convergent de toutes les humeurs du corps vers le tube digestif : le sérum du sang, le fluide qui humecte nos tissus, la matière liquide de nos sécrétions sont portés vers l'intestin et expulsés au dehors.

C'est la déperdition de cette humidité nécessaire à la vie qui occasionne le refroidissement, les crampes, l'asphyxie et la mort. Tous ceux qui ont fait des autopsies de cholériques ont pu s'assurer comme nous que tous les tissus sont comme parcheminés et absolument privés d'eau. D'après cela, les indications à remplir sont formelles.

Comme le refroidissement résulte de la déperdition des liquides du corps, tous les efforts doivent tendre à les lui restituer.

Vous remplirez cette indication par des lavements *très-chauds*, rendus excitants par la camomille et le laudanum qu'ils renferment comme précédemment.

Si le premier lavement est rendu trop tôt, il faut en donner un second, qui, généralement, est toujours toléré.

Règle générale : le premier lavement n'est jamais gardé ; il est donc nécessaire d'en prescrire un second, si l'on veut obtenir un effet médicamenteux.

Les *lavements chauds médicamenteux*, n'oubliez pas ceci, répondent à trois indications capitales : 1º ils communiquent presque directement au foyer de la vie la chaleur qui lui est nécessaire ; 2º ils introduisent dans la circulation la quantité d'eau indispensable au mouvement circulatoire ; 3º ils agissent sur la muqueuse intestinale par les substances médicamenteuses dont ils sont chargés. Je n'hésite donc pas à les considérer comme la partie essentielle du traitement à cette période de la maladie.

Vous pouvez employer simultanément les applications chaudes à la peau ; mais n'oubliez pas que la peau n'est presque déjà plus vivante à cette période, incapable de réagir par conséquent, et que c'est perdre un temps précieux que de chercher à la réchauffer directement. Si un coup de vent vous éteignait une bougie que vous tenez à la main, chercheriez-vous à la rallumer en soufflant sur le bout opposé à la mèche ? Vous agiriez de cette façon cependant si, malgré mes conseils, au lieu de porter la chaleur dans l'intestin encore vivant, vous la portiez sur la peau complétement éteinte.

Dans cette même période, le malade présente des vomissements glaireux et acides. Donnez-lui un peu de glace pour humecter sa bouche, et, tous les quarts d'heure, faites-lui prendre une cuillerée à café d'eau-de-vie légèrement étendue d'eau et additionnée de 2 gouttes de laudanum.

Généralement, après deux ou trois heures de traitement, la réaction se déclare : les selles sont supprimées, les vomissements ont cessé, le pouls redevient sensible, la voix est moins éteinte, le malade se réchauffe et paraît moins abattu.

Dès ce moment, vous cesserez l'usage des excitants en lavement ou en boisson, sauf à les reprendre de temps en temps, si la réaction est hésitante. Vous examinerez le ventre avec soin, et si, comme cela se voit très-souvent, il renferme des matières, vous prescrirez un lavement avec de l'eau de guimauve. Pour boisson, une infusion de mauve ou de camomille, selon l'énergie de la réaction.

Quelquefois le malade revient peu à peu à la santé, sous l'influence de ces simples moyens ; mais le plus souvent il reste abattu ; la parole est faible, traînante ; les yeux peu animés, la langue sèche, la soif vive, le pouls élevé et fréquent. Dans ces circonstances, vous continuerez les lavements tièdes deux fois par jour, les boissons émollientes, et vous ferez appliquer des cataplasmes sur le ventre. En même temps vous administrerez, toutes les heures, une cuillerée à soupe d'une potion de 120 grammes, renfermant 4 grammes de teinture de quinquina et 40 grammes d'eau de mélisse. Si la prostration est trop grande, si les yeux restent cernés et abattus, vous prescrirez tous les jours 60 centigrammes de sulfate de quinine en trois doses, et chaque dose à un intervalle d'une heure.

Généralement, après quarante-huit heures, la fièvre tombe, le regard s'anime, la voix reprend toute sa force ; le malade demande du bouillon, que vous lui accordez aussitôt. Plus rarement, il arrive que la fièvre persiste pendant plusieurs jours avec tous les caractères des fièvres continues graves. Dans ce cas difficile, votre qualité d'homme intelligent et éclairé n'est plus suffisante et vous trouverez bon que je recule devant la tâche ingrate de faire de vous un médecin improvisé. Le coup d'œil médical, pas plus que l'expérience, ne peuvent s'enseigner. Ce sera déjà très-beau, et je vous en fais mon compliment d'avance, Monsieur, si vous appliquez avec succès les notions que je viens de vous communiquer. En suivant mes préceptes, vous aurez l'avantage d'avoir toujours la raison pour guide ; vous n'agirez pas aveuglément ; vous n'administrerez pas de médicament dont vous ne connaissiez l'effet physiologique ; vous n'aurez pas à neutraliser un poison inconnu, insaisissable ; vous ne vous abaisserez pas enfin au rôle non moins inintelligent que dangereux de l'empirique, qui donne des drogues parce qu'il a entendu dire que ces drogues font du bien. Non, vous ferez de la thérapeutique rationnelle et aussi efficace que possible. Cette thérapeutique consiste, vous le savez, à provoquer, par des moyens connus, des actes physiologiques capables de modifier par eux-mêmes les actes pathologiques qui caractérisent la maladie. Evidemment on s'inspire dans la recherche de ces moyens de la nature présumée de la cause morbide, et surtout de la nature spéciale des désordres qui, par leur gravité, réclament une intervention immédiate, intelligente et vigoureuse.

Après vous avoir parlé du choléra et de son traitement, vous seriez incomplétement initié à la question si je ne vous disais pas en quelques mots quelles sont les conditions favorables à son développement et les précautions qu'il faut prendre pour se mettre à l'abri, non de son influence, mais de ses effets meurtriers.

IV. — HYGIÈNE.

Il semble résulter des recherches poursuivies avec beaucoup de discernement par les membres de la Conférence sanitaire internationale réunie encore en ce moment à Constantinople, que le choléra est contagieux [1]. « L'homme atteint du choléra, disent les membres de la Commission, est, par lui-même, le principal agent propagateur de cette maladie, et un seul cholérique peut donner lieu à cette épidémie [2]. » J'ai lu très-attentivement le travail de la Commission, édifié avec soin sous les auspices des hommes les plus autorisés; j'y ai admiré surtout la prudente réserve qu'elle sait garder sur beaucoup de points en litige; mais je ne puis m'empêcher de reconnaître que ce travail laisse encore beaucoup de points inconnus à résoudre. Ainsi, par exemple : « En résumé, dit la Commission, dans l'état actuel de la science, on ne peut émettre que des hypothèses sur la nature du principe générateur du choléra ; nous savons seulement qu'il est originaire de certaines contrées de l'Inde et qu'il s'y maintient en permanence ; que ce principe se régénère dans l'homme et l'accompagne dans ses pérégrinations ; qu'il peut ainsi être propagé au loin, de pays en pays, par des régénérations successives, sans jamais alors se reproduire spontanément en dehors de l'homme [3]. » Dans ce passage, la Commission déclare d'une manière formelle qu'elle ne peut émettre que des hypothèses sur la nature du principe générateur du choléra. Cet aveu me paraît très-grave, car toutes les assertions émises sur la contagion ou sur la propagation du choléra manquent dès lors de leur criterium le plus

[1] C'est à M. le comte de Lallemand, votre ami, ministre de France à cette Conférence, que je dois l'avantage précieux de posséder ces documents encore peu connus.

[2] Rapport de la Commission sanitaire internationale, p. 32; Constantinople.

[3] *Loco citato*, p. 75.

précieux. Comment, en effet, affirmer que la cause du choléra se propage de telle ou de telle façon si l'on ne peut pas constater sa présence, soit dans le corps, soit sur les vêtements, soit dans les déjections, soit dans l'atmosphère ?

A mon avis, tant qu'on ne pourra pas démontrer l'existence du contagium générateur du choléra ; tant qu'on ne pourra pas le rendre appréciable à un de nos sens, la question de la contagion fera verser des flots d'encre comme par le passé, et on continuera à donner des raisons pour et contre sans jamais aboutir à une solution satisfaisante.

Quoi qu'il en soit, nous devons prendre en considération les assertions très-sages de la Commission sanitaire et multiplier le plus possible les précautions destinées à empêcher que la cause cholérique soit importée chez nous.

Ces mêmes précautions ne sont plus suffisantes dans l'intérieur des villes où le choléra s'est déclaré, et cela se conçoit : « L'air ambiant, dit la Commission, est le véhicule principal de l'agent générateur du choléra ; mais la transmission de la maladie par l'atmosphère reste, dans l'immense majorité des cas, limitée à une distance très-rapprochée du foyer d'émission. Quant aux faits cités de transport par l'atmosphère à un ou plusieurs milles de distance, ils ne sont pas suffisamment concluants[2]. »

Il suit de là que les habitants d'une même ville n'ont pas à se préoccuper de la contagion, puisque étant plongés dans le même air, ils se trouvent sous l'influence de la même cause morbide.

Dès lors, la seule précaution à prendre consiste à observer les règles hygiéniques capables de mettre le corps dans les meilleures conditions de résistance contre le mal.

C'est par l'exposition de ces règles, Monsieur, que je vais terminer ma consultation :

1° Aux personnes qui savent vivre d'une manière intelligente, c'est-à-dire sobre et agréable tout à la fois, je leur dirai : Ne changez pas votre régime alimentaire ; mais soyez attentifs à la manière dont s'accomplissent les fonctions digestives. S'il survient un peu d'anorexie, un peu de malaise stomacal, ayez la sagesse de supprimer de votre alimentation tout ce qui est superflu : fruits et légumes crus. Rétablissez les fonctions en faisant usage, après le repas, de quelque boisson légèrement stimulante (café, thé, camomille), et ajoutez-y accidentellement une cuillerée à café d'une liqueur alcoolique quelconque.

En ce qui concerne les autres fonctions, évitez les fatigues

[1] *Loco citato*, p. 78.

excessives, les veilles prolongées, et tout ce qui, au physique comme au moral, peut déprimer les forces. Mettez-vous à l'abri, autant que possible, des changements brusques de température, et craignez surtout le froid et l'humidité du soir.

2° Aux personnes moins sages que les précédentes, et qui ne craignent pas d'escompter leur santé dans l'avenir par des dépenses folles dans le présent, je leur dirai : N'oubliez pas qu'un excès, de quelque nature qu'il soit, est une cause dépressive qui laisse le corps sans défense contre l'influence épidémique.

Non-seulement les excès alcooliques troublent les fonctions digestives, mais ils affaiblissent considérablement le système nerveux, de telle sorte, que l'homme qui s'oublie dans ces excès est doublement exposé à subir les atteintes du mal. J'en ai vu des exemples déplorables sur des matelots du *Marengo* qui buvaient les bouteilles d'eau-de-vie camphrée que nous leur donnions pour frictionner les malades.

3° Aux classes ouvrières, les plus intéressantes et les plus intéressées dans cette question, puisque c'est sur elles que le fléau sévit avec le plus de rigueur, je leur dirai : Evitez le cabaret et le fruit de la rue ; que votre ménagère vous prépare une bonne soupe, avec un bon morceau de viande ou quelques légumes bien cuits, et méfiez-vous du vin pris en trop grande quantité, dans la crainte qu'il ne soit pas exempt de reproches.

Si le démon du cabaret vous aiguillonne par trop, allez ; mais choisissez pour boisson du café coupé avec de l'eau, ou bien un peu d'eau-de-vie dans un verre d'eau sucrée.

N'oubliez pas surtout que la moindre indisposition exige que vous y remédiiez aussitôt. C'est dans ces circonstances que vous apprécierez les avantages de l'organisation des sociétés de secours mutuels, qui vous fournissent les secours médicaux et pharmaceutiques dont vous pouvez avoir besoin.

4° Enfin, aux peureux de toutes les classes, je leur dirai : Mettez-vous en règle avec votre corps comme vous vous mettriez en règle avec votre conscience. Suivez strictement les règles de l'hygiène ; ne donnez pas à votre corps le plus léger motif de justifier vos craintes, et si vous avez le choléra de la peur, du moins il ne sera pas mortel.

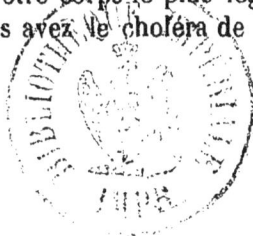

Paris. — Typographie HENNUYER ET FILS, rue du Boulevard, 7.

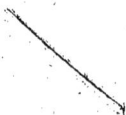

www.ingramcontent.com/pod-product-compliance
Lightning Source LLC
Chambersburg PA
CBHW050428210326
41520CB00019B/5830